BEI GRIN MACHT SICH IHR WISSEN BEZAHLT

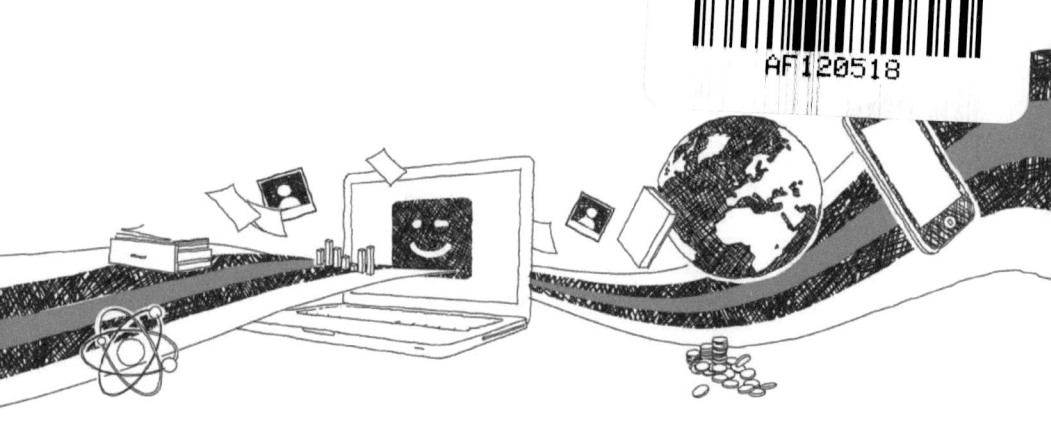

- Wir veröffentlichen Ihre Hausarbeit,
  Bachelor- und Masterarbeit

- Ihr eigenes eBook und Buch -
  weltweit in allen wichtigen Shops

- Verdienen Sie an jedem Verkauf

Jetzt bei www.GRIN.com hochladen und kostenlos publizieren

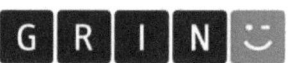

Das Sozialisationskonzept von Klaus Hurrelmann und die Bedeutung der Sozialisation für die Gesundheit

Die besondere Situation des Berufseinstiegs junger Gesundheits- und Krankenpfleger - und Pflegerinnen im institutionellen Umfeld Krankenhaus

Raffael Schmidt

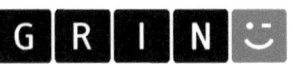

Bibliografische Information der Deutschen Nationalbibliothek:

Die Deutsche Nationalbibliothek verzeichnet diese Publikation in der Deutschen Nationalbibliografie; detaillierte bibliografische Daten sind im Internet über http://dnb.d-nb.de abrufbar.

ISBN: 9783346369833
Dieses Buch ist auch als E-Book erhältlich.

© GRIN Publishing GmbH
Nymphenburger Straße 86
80636 München

Alle Rechte vorbehalten

Druck und Bindung: Books on Demand GmbH, Norderstedt Germany
Gedruckt auf säurefreiem Papier aus verantwortungsvollen Quellen

Das vorliegende Werk wurde sorgfältig erarbeitet. Dennoch übernehmen Autoren und Verlag für die Richtigkeit von Angaben, Hinweisen, Links und Ratschlägen sowie eventuelle Druckfehler keine Haftung.

Das Buch bei GRIN: https://www.grin.com/document/996934

Hamburger Fern-Hochschule

Studiengang Pflegemanagement

Studienzentrum Potsdam

Studienfach Gesundheitswissenschaften

Hausarbeit zum Themenkomplex

Das Sozialisationskonzept von K. Hurrelmann

Zur Bedeutung der Sozialisation für die Gesundheit

Die besondere Situation des Berufseinstiegs junger Gesundheits- und
Krankenpfleger und -pflegerinnen im institutionellen Umfeld des Krankenhauses.

Herbstsemester 2011

von

Raffael Schmidt

Abgabedatum: 18.02.2012

Raffael Schmidt
Inhaltsverzeichnis

Abbildungsverzeichnis 3

1. Einleitung 4

2. Sozialisationstheorie nach Hurrelmann... 6

    2.1. Das produktiv Realität verarbeitende Subjekt 7

    2.2. Selbstbild und Identität 7

    2.3. Der soma-psycho-sozio-ökodynamische Ansatz 8

    2.4. Das Konzept der Entwicklungsaufgaben 8

3. Gesundheit und Krankheit aus der Sicht des Hurrelmannschen
    Sozialisationsmodells 9

3.1. Definition von Gesundheit und Krankheit 9

    3.2. Das Belastung-Bewältigungs-Modell 10

    3.3. Gesundheitliche Risiko- und Schutzfaktoren........................... 11

4. Sozialisation und Gesundheit im Jugendalter 14

    4.1. Abgrenzung zu Kindheit und Erwachsenenalter....................... 14

    4.2. Entwicklungsaufgaben, Rollen und Sozialisationsinstanzen.................. 16

    4.3. Sozialisationsinstanzen, Strukturfaktoren und die damit verbundenen
        gesundheitsbezogene Ressourcen... 17

5. Anwendung des Sozialisationskonzeptes auf die Situation des Berufsstarts
    von Gesundheits- und Krankenpflegern im Kontext des Krankenhauses 21

    5.1. Gesundheitliche Risiken der misslingenden Übernahme der
        Berufsrolle 22

    5.2. Gesundheitsbezogene Ressourcen, Risikokonstellationen und
        Schutzfaktoren 22

6. Ausblick und Grenzen... 26

Literaturverzeichnis.. 28

Gesetze... 28

Raffael Schmidt

Abbildungsverzeichnis

Seite

Abb. 1:   Das Belastung-Bewältigungs-Modell
            - Quelle: Hurrelmann 2006: 271   10

Abb. 2:   Die Schlüsselrolle des Gesundheitsverhaltens
            – Quelle: Hurrelmann 2010: 24   14

Raffael Schmidt

1. Einleitung

Die individuelle Gesundheit ist eines der wichtigsten Güter des Menschen. Sie beschreibt nicht nur den „Zustand des vollkommenen körperlichen, sozialen und geistigen Wohlbefindens ..." (WHO 1946), sondern ist zugleich eine wesentliche Voraussetzung zur Ausübung einer Erwerbstätigkeit und damit zur Sicherung des sozioökonomischen Status. Gesundheit ist mit ihrem direkten ökonomischen Mehrwert wesentlicher Bestandteil des individuellen Humankapitals.

Unter den Bedingungen des steigenden Kostendrucks im Gesundheits- und Sozialwesen, ist es aus betriebswirtschaftlicher Perspektive geboten, den Produktionsfaktor menschliche Arbeitskraft mit maximaler Effizienz zu nutzen. Krankheitsbedingte Ausfallzeiten, die ihre Ursache in Belastungen der direkten beruflichen Tätigkeit, der Arbeitsumwelt oder dem Gesundheits- und Bewältigungsverhalten der Mitarbeiter liegen, sollen im Interesse höherer Effizienz minimiert werden. Insofern erscheint es nur folgerichtig, dass das Thema Gesundheitsförderung schon aufgrund des ökonomischen Druckes für die Unternehmen zunehmend interessant wird.

Der Ansatz der Gesundheitsförderung wird von vielen Wissenschaftlern unter verschiedenen Aspekten und Perspektiven verfolgt. Antonovskys Theorie zur Salutogenese zählt zu den bekanntesten, am weitesten rezipierten und am häufigsten zitierten Arbeiten in diesem Themenkreis.

Der Soziologe Klaus Hurrelmann beleuchtet die Entstehung von Gesundheit und Krankheit aus der Perspektive der menschlichen Sozialisation. Für ihn sind Gesundheit und Krankheit eng mit Belastungssituationen im Verlauf der menschlichen Sozialisation verbunden. Im Kontext der Berufstätigkeit kommt der beruflichen Sozialisation eine Schlüsselrolle in der Entwicklung eines angemessenen Gesundheitsverhaltens zu. In betriebliche Rahmenbedingungen wie Unternehmenskultur, Führungsstil, einem angemessenen Einarbeitungskonzept sieht er Rahmenbedingungen, die die gesundheitlichen Ressourcen der Mitarbeiter insbesondere im Berufseinstieg stärken können.

Im Gegensatz zum somatischen, eher krankheitsorientierten Paradigma der medizinischen Wissenschaft, vertritt die Profession der Gesundheits- und Krankenpflege in erster Linie einen ganzheitlichen und gesundheitsorientierten

Raffael Schmidt

Ansatz. Die Strukturen pflegerischer Berufsausübung sind jedoch oft genug noch alles andere als gesundheitsfördernd. Die Pflegeberufe gehören regelmäßig zur Spitzengruppe im Ranking der krankheitsbedingten Ausfallzeiten. Erkrankungen des Bewegungs- und Stützapparates, psychosomatische Krankheiten und psychische Störungen gehören zu den verbreitetesten Gründen für Arbeitsunfähigkeit. Die Quote der jugendlichen Berufsaussteiger ist ebenfalls beunruhigend hoch. Die Gründe dafür sind vielfältig und komplex. Ganz sicher spielt die hierarchische Struktur des beruflichen Umfeldes und die Qualität der zahlreichen beruflichen sozialen Beziehungen eine wichtige Rolle für das psychosoziale, aber auch das physische Wohlbefinden Pflegender.

Im Rahmen dieser Arbeit wird der Versuch unternommen, den ganzheitlichen, gesundheitsfördernden Ansatz der Sozialisationstheorie von Klaus Hurrelmann auf die Institution Krankenhaus anzuwenden. Es stellt sich die Frage, welche Ressourcen und Umweltbedingungen den jungen Gesundheits- und Krankenpflegern und -pflegerinnen in der Institution Krankenhaus zur Bewältigung der aus sozialisationstheoretischer Sicht risikoreichen Situation des Berufsstarts in diesem Umfeld zur Verfügung stehen, bzw. eher das Entstehen von Krankheit begünstigen.

In der Übergangsphase von der Jugend zum Erwachsenenalter vollzieht sich der Berufseinstieg. Seine Bewältigung ist von entscheidender Bedeutung für eine gelingende berufliche Sozialisation, die erfolgreiche Übernahme der Berufsrolle und damit den Start in die Welt der Erwachsenen.

Hurrelmanns Sozialisationstheorie bildet den theoretischen Rahmen dieser Arbeit. Nacheinem kurzen Abriss dieser Theorie werden die sich aus ihr ableitende Perspektive auf Gesundheit und Krankheit thematisiert. Nach der Beschreibung allgemeiner gesundheitsbezogener Risiko- und Schutzfaktoren der Jugendzeit, sowie die in dieser Lebensphase zu bewältigenden sozialisatorischen Entwicklungsaufgaben wird im letzten Teil konkret die Situation des Berufseinstiegs beleuchtet. Aufbauend auf den sozialisatorischen Verläufen der Jugendzeit werden Risiken und Ressourcen für eine gelingende und damit gesundheitsfördernde berufliche Sozialisation diskutiert.

Raffael Schmidt

2. Sozialisationstheorie nach Hurrelmann

Das Sozialisationskonzept wurde in der Zeit der Jahrhundertwende vom 19. Zum 20. Jahrhundert maßgeblich von dem französischen Soziologen Emile Durkheim entwickelt. Er analysierte die Prozesse der sozialen Integration in der komplex strukturierten Gesellschaft, wie sie die damalige moderne Industriegesellschaft bereits darstellte. Durkheim ging von einem triebhaften, egoistischen und asozialen Individuum aus, das erst durch die Verinnerlichung der gesellschaftlichen Normen und Zwänge sozialisiert und damit gesellschaftsfähig wird. Er wies damit dem Sozialisanden eine passiv rezipierende Rolle zu, die von zu erbringenden Anpassungsleistungen an eine gegebene soziale Realität geprägt war (vgl. Hurrelmann, 2006: 11, 12).

Im Gegensatz zu Durkheim definiert Hurrelmann in der postindustriellen Gesellschaft Sozialisation als „… den Prozess, in dessen Verlauf sich der mit einer biologischen Ausstattung versehene menschliche Organismus zu einer sozial handlungsfähigen Persönlichkeit bildet, die sich über den Lebenslauf hinweg in Auseinandersetzung mit den Lebensbedingungen weiterentwickelt. Sozialisation ist die lebenslange Aneignung von und Auseinandersetzung mit den natürlichen Anlagen, insbesondere den körperlichen und psychischen Grundmerkmalen, die für den Menschen die ‚innere Realität' bilden, und der sozialen und physikalischen Umwelt, die für den Menschen die ‚äußere Realität' bilden" (Hurrelmann 2006: 15).

Hurrelmann sieht das Ergebnis gelingender Sozialisation nicht in der Herausbildung eines angepassten Subjekts, sondern eine im stetigen Prozess der Auseinandersetzung mit der sozialen Realität reifende, dynamische Persönlichkeit, der es gelingt, in der Auseinandersetzung mit einer in stetigem Wandel begriffenen Umwelt eine individuelle Subjektivität und Persönlichkeit zu bewahren. Misslingen die sozialisatorischen Prozesse, sind körperliche, psychische und soziale Entwicklungsstörungen die Folge (vgl. Hurrelmann, 2006: 38).

Raffael Schmidt

2.1. Das produktiv Realität verarbeitende Subjekt

Sozialisation vollzieht sich nach Hurrelmann lebenslang in ständiger Auseinandersetzung zwischen der inneren und der äußeren Realität des Menschen. Dieser ist bemüht, sowohl in die Entwicklung der eigenen Persönlichkeit als auch in die Entwicklung der sozialen und gegenständlichen Umwelt zum eigenen Vorteil handelnd einzugreifen. Die „produktive Verarbeitung der Realität" verläuft in einem Prozess zwischen Individuation mit dem Ziel der Entwicklung einer eigenen, personalen Identität auf der einen Seite und der Integration mit dem Ziel der verantwortungsvollen sozialen Rollenübernahme, einer sozialen Identität auf der anderen Seite. In der spannungsreichen und häufiger im Lebensverlauf auch von Krisen begleiteten Auseinandersetzung zwischen personaler und sozialer Identität, produziert der Mensch seine individuelle „Ich-Identität" (vgl. Hurrelmann, 2010: 128, 129).

Hurrelmann entwirft mit diesem Konstrukt ein „dynamisches Menschen- und Gesellschaftsbild". Indem er der produktiven Realitätsverarbeitung bei Gelingen positive und bei Misslingen negative Impulse für die Gesundheitsdynamik zuschreibt, verknüpft er Persönlichkeits- und Gesundheitsentwicklung eng miteinander. Sie stellen in diesem Kontext das „Ergebnis der ständigen Abstimmung zwischen den eigenen körperlichen und psychischen Bedürfnissen und Möglichkeiten und den Vorgaben und Angeboten der sozialen und materiellen Umwelt" dar (vgl. Hurrelmann, 2010: 128, 129).

2.2. Selbstbild und Identität

Eine gelingende produktive Verarbeitung der Realität setzt ein reflektiertes Selbstbild und die Entwicklung einer Ich-Identität voraus.

Unter Selbstbild ist hier die „Gesamtheit der Einstellungen, Bewertungen und Einschätzungen, die ein Mensch im Blick auf die eigenen Handlungsmöglichkeiten in der äußeren Realität besitzt", zu verstehen. Dies setzt naturgemäß eine realistische Wahrnehmung der eigenen körperlichen und psychischen Potentiale voraus (Hurrelmann, 2006: 38).

Die Ich-Identität beschreibt das „Erleben des Sich-gleich-Seins" während des gesamten Lebensverlaufes. Sie entwickelt sich, indem es gelingt, sich selbst in

Raffael Schmidt

allen Lebensphasen unter wechselnden Umweltbedingungen „als Persönlichkeit, als sich selbst gleich wahrzunehmen" (Hurrelmann, 2006: 39).

Störungen in der Identitätsbildung „führen zu Störungen des Selbstvertrauens und in der Folge zu sozial unangepasstem und gesundheitsschädigendem Verhalten" (Hurrelmann, 2006: 39).

2.3. Der soma-psycho-sozio-ökodynamische Ansatz

Die produktive Verarbeitung der Realität bezieht sich auf vier interdependente Systeme:

- Körper (Soma),
- Psyche,
- Soziale Umwelt,
- Physische (Öko-) Umwelt.

Diese Systeme beeinflussen durch ihre gegenseitige Abhängigkeit die Persönlichkeitsentwicklung und damit die Gesundheitsentwicklung entscheidend. Produktive Realitätsverarbeitung gelingt, wenn der Mensch diese vier Teilsysteme immer wieder ins Gleichgewicht bringen, sie moderieren und ihre Impulse aufeinander abstimmen kann. Von der Herstellung eines dauerhaften Gleichgewichtszustandes hängt es ab, ob positive oder negative Impulse für die Persönlichkeits- und Gesundheitsentwicklung gesetzt werden (vgl. Hurrelmann, 2010: 129, 130).

2.4. Das Konzept der Entwicklungsaufgaben

Sozialisation als Auseinandersetzung mit der inneren und äußeren Realität folgt spezifischen Gesetzmäßigkeiten. Zu ihrer Beschreibung bedient sich Hurrelmann des aus den Erziehungswissenschaften stammenden Konzeptes der Entwicklungsaufgaben.

„Sozialisation kann ... als ein Prozess der permanenten Bewältigung von Lebensanforderungen verstanden werden" (Hurrelmann, 2002: 269). In jedem Lebensabschnitt ergeben sich für ein Individuum „charakteristische Konstellationen aus den vier Systemen Körper, Psyche, soziale und physische Umwelt". Diese stellen Entwicklungsaufgaben dar, die in produktiver Verarbeitung der Realität, individuell, aber auch mit Unterstützung des sozialen

Raffael Schmidt

Systems zu bewältigen sind. Insbesondere biographische Übergangsphasen wie die Pubertät, der Eintritt ins Berufsleben, die Gründung einer Familie mit eigenen Kindern, der Übergang in den Ruhestand, etc. stellen den Menschen vor besondere Entwicklungsaufgaben. Sie sind dann zu bewältigen, wenn es gelingt, unter Bewahrung der eigenen individuellen Persönlichkeit neue, situationsangemessene Handlungsstrategien zu entwickeln und zu integrieren. Aus diesem Gelingen oder nicht Gelingen der Herstellung eines neuen, dauerhaften Gleichgewichts zwischen den Teilsystemen Körper, Psyche, sozialer und physischer Umwelt resultieren wiederum positive oder negative Impulse für die Entwicklung von Persönlichkeit und Gesundheit (vgl. Hurrelmann, 2010: 130, 131).

3. Gesundheit und Krankheit aus der Sicht des Hurrelmannschen Sozialisationsmodells

3.1. Definition von Gesundheit und Krankheit

Die auch heute immer noch gängige und häufig zitierte Definition von Gesundheit durch die WHO stammt bereits aus dem Jahr 1946: „Gesundheit ist ein Zustand des vollkommenen körperlichen, sozialen und geistigen Wohlbefindens und nicht nur des Freiseins von Krankheiten und Gebrechen" (WHO 1946).

Gesundheit wird hier in erster Linie als statischer Zustand eines vorrangig individuellen Phänomens betrachtet. Wesentlich ist, dass der Fokus nicht allein auf den körperlichen Zustand des Menschen, sondern ebenso und sozusagen gleichberechtigt auf psychische und soziale Verfassung gelenkt wird.

Andere Definitionen gehen von einer dynamischen Vorstellung von Gesundheit und Krankheit aus. Der Gesundheitszustand eines Menschen zu einem bestimmten Zeitpunkt kann dann durch seine Position innerhalb eines Kontinuums zwischen den Polen Gesundheit und Krankheit beschrieben werden (vgl. Antonovsky, 1997: 23). Prominentester Vertreter dieser Prämisse ist sicherlich der amerikanische Soziologe Aaron Antonovsky, mit dem von ihm entwickelten Salutogenese-Konzept.

Hurrelmann sieht den Zustand zwischen Gesundheit und Krankheit als momentanes, veränderliches Stadium eines dynamischen Prozesses, welches durch ein Spannungsverhältnis zwischen Risiko- und Schutzfaktoren vermittelt

Raffael Schmidt

wird „und in jeder Lebenssituation immer neu hergestellt" werden muss (vgl. Hurrelmann, 2010: 146).

Er definiert Gesundheit als „das Stadium des Gleichgewichtes von Risikofaktoren und Schutzfaktoren, das eintritt, wenn einem Menschen eine Bewältigung sowohl der inneren (körperlichen und psychischen) als auch äußeren (sozialen und materiellen) Anforderungen gelingt. Gesundheit ist ein Stadium, das einem Menschen Wohlbefinden und Lebensfreude vermittelt" (Hurrelmann, 2010: 146).

Analog definiert er Krankheit als „das Stadium des Ungleichgewichtes von Risiko- und Schutzfaktoren, das eintritt, wenn einem Menschen eine Bewältigung von inneren (körperlichen und psychischen) und äußeren (sozialen und materiellen) Anforderungen nicht gelingt. Krankheit ist ein Stadium, das einem Menschen eine Beeiträchtigung seines Wohlbefindens und seiner Lebensfreude vermittelt" (Hurrelmann, 2010: 146).

3.2. Das Belastung-Bewältigungs-Modell

Krankheit bzw. relative Gesundheit und relative Krankheit entstehen nach dieser Modellvorstellung in Folge misslingender oder nur teilweise bzw. vorübergehend gelingender Bewältigung innerer und äußerer Anforderungen (Hurrelmann, 2010: 146). Hurrelmanns Belastung-Bewältigungs-Modell veranschaulicht die Entstehung von Gesundheit und Krankheit.

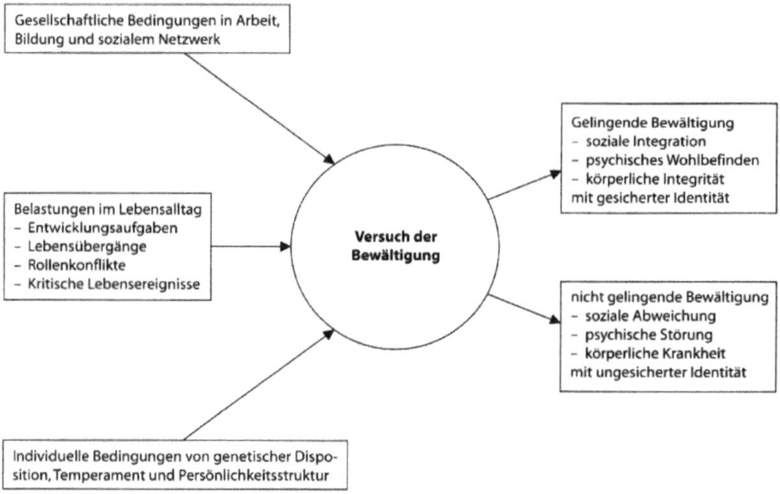

Abbildung 1:   Das Belastung-Bewältigungs-Modell. - Quelle: Hurrelmann 2006: 271.

Raffael Schmidt

Sozialisation ist ein Prozess der permanenten Bewältigung von Lebensanforderungen und somit von entsprechenden Entwicklungsaufgaben, die zu meisternde „Belastungen im Lebensalltag" darstellen (vgl. Hurrelmann, 2006: 269). Dies kann mit den bereits angelegten und erworbenen Verhaltensweisen gelingen, oder aber in einer „Weiterschreibung" bzw. der „Umprogrammierung" des „Verhaltensrepertoires" seinen Ausdruck finden (vgl. Hurrelmann, 1988: 70).

Eine nicht gelungene Bewältigung dagegen kann zu „Störungen der Persönlichkeitsentwicklung im sozialen, psychischen und körperlichen Bereich" führen. Im Bestreben, die eigene Handlungsfähigkeit zu erhalten, versucht der Mensch, „die Ursachen der nicht zu bewältigenden Belastung zurückzudrängen oder ... die Belastung durch die Umstellung der Handlungsfähigkeiten und emotionalen Verarbeitung zu ertragen" (Hurrelmann, 2006: 269).

3.3. Gesundheitliche Risiko- und Schutzfaktoren

Nach Hurrelmann tritt Gesundheit als Gleichgewichtszustand von Risiko- und Schutzfaktoren ein, „wenn einem Menschen die Bewältigung der inneren (körperlichen und psychischen) und äußeren (sozialen und materiellen) Anforderungen gelingt" (Hurrelmann, 2010: 146).

3.3.1. Risikofaktoren für die Gesundheit

Der Mensch befindet sich in permanenter Auseinandersetzung mit seiner inneren und äußeren Realität zur Bewältigung der Belastungen des Lebensalltags. Übersteigen die gleichzeitig zu bewältigenden Anforderungen das Maß dessen, was der Mensch mit seinen Ressourcen zu leisten vermag, ist das Risiko „einer mißlingenden Bewältigung der Situation und das Auftreten von Abwehrtendenzen, Ausweichtendenzen und auffälligem Verhalten gegeben" (vgl. Hurrelmann, 1988: 70).

Jede biographische Lebensphase ist durch spezifische Entwicklungsaufgaben geprägt. Daher ergeben sich für die jeweilige Lebensphase typische Risikokonstellationen. Insbesondere die Übergangsphasen zwischen zwei Lebensphasen mit den häufig gravierenden und in einem engen Zeitkorridor zu bewältigenden Veränderungen in den einhergehenden Rollen- und Verhaltensanforderungen, stellen einen besonders riskanten Zeitabschnitt dar. (vgl. Hurrelmann, 1988: 70).

Raffael Schmidt

3.3.2. Gesundheitsressourcen

Belastungen führen nicht zwangsläufig zu somatischen, psychischen oder sozialen Auffälligkeiten. Die personalen und sozialen Ressourcen eines Menschen sind entscheidend über den Grad des Wirksamwerdens der Gesundheitsrisiken. Personale und soziale Ressourcen beeinflussen einander und sind prägend für die „Kapazitäten der Lebensbewältigung" (vgl. Hurrelmann, 1988: 93). Sie entscheiden darüber, ob unter dem Eindruck der Belastungen des Lebensalltags das Gleichgewicht zwischen Risiko- und Schutzfaktoren und damit die Gesundheit aufrechterhalten werden kann (vgl. Hurrelmann, 2010: 146; Hurrelmann 1988: 93).

Hurrelmann unterscheidet zwischen personalen und sozialen Ressourcen, die in einer dem persönlichen Entwicklungstand entsprechenden, regelgerechten Ausprägung als Schutzfaktor wirksam werden, deren unvollständige Ausprägung oder Nichtvorhandensein ein Gesundheitsrisiko darstellt (vgl. Hurrelmann, 2010: 131).

3.3.2.1. Personale Ressourcen

Für eine gelingende produktive Verarbeitung der Realität benötigt der Mensch eine ausreichende Handlungskompetenz. Dazu zählen „grundlegende Fähigkeiten und Fertigkeiten", die in „Auseinandersetzung mit der inneren und äußeren Realität" erworben und weiterentwickelt werden und als Handlungskapazität individuell verfügbar sein und angemessen angewendet werden können (vgl. Hurrelmann, 1988: 94). Wichtigste Bestandteile der individuellen Handlungskompetenz bestehen in kognitiven Verarbeitungsfähigkeiten, sowie physiologischen und psychologischen Bewältigungsfähigkeiten.

Kognitive Verarbeitungsfähigkeiten

Anhand seines individuellen kognitiven Modells der Wirklichkeit steuert der Mensch sein soziales Handeln. Dafür muss er in der Lage sein, Zielvorstellungen zu entwickeln und die Beweggründe des sowohl des eigenen Handelns als auch des Handelns anderer zu erfassen. Gelingt dies nicht, kann es zu verzerrten Wahrnehmungen, Informationsdefiziten, situativen Fehleinschätzungen und somit Misserfolgen im sozialen Handeln kommen.

Raffael Schmidt

Jeder Mensch verfügt über ein im Laufe seines bisherigen Lebens entwickeltes Handlungsrepertoire, das stark durch die individuelle Persönlichkeit geprägt ist und „einen bestimmten Stil des Verhaltens bei neuen Erfahrungen" nahelegt.

In der Verarbeitung einer sozialen Situation unterwirft der Mensch, zumeist unbewußt, die ihm zur Verfügung stehenden Informationen einem Verarbeitungsprozess. Aus einer durch mangelnde kognitive Verarbeitungsfähigkeiten gestörten Informationsverarbeitung kann inkompetentes Handeln resultieren (vgl. Hurrelmann, 1988: 96).

Bewältigungsfähigkeiten

Die individuellen Bewältigungsfähigkeiten sind von „bestimmten Persönlichkeitsmerkmalen und psychischen Prozessvariablen" abhängig (vgl. Hurrelmann, 1988: 98). Zu den wichtigsten psychischen Prozessvariablen zählen Prozesse der „Aufmerksamkeitsorientierung", „Selbstwertschätzung", „Kontrollüberzeugung", „Kausalattribution" und „kognitiven Bewertung" (Uhlich, 1987: 147-150; zitiert nach Hurrelmann, 1988: 98,99).

3.3.2.2. Soziale Ressourcen

Die sozialen Ressourcen spielen eine „vermittelnde und moderierende" Rolle im Prozess der Lebensbewältigung. Die Unterstützung, die eine Person aus ihren gesellschaftlichen Bindungen und dem daraus resultierenden sozialen Netzwerk erfährt, entscheiden maßgeblich darüber, ob es im Bewältigungsprozess zu Überforderungen kommt (vgl. Hurrelmann, 1988: 110).

3.3.3. Strukturierende Faktoren

Als wesentliche strukturierende Faktoren für soziale und gesundheitliche Ungleichheit identifiziert Hurrelmann

- Den sozialökonomischen Status mit wirtschaftlicher Lage, Arbeitsbedingungen, Bildungsposition, Migrationsstatus und privater Lebensführung,
- Das Lebensalter,
- Das Geschlecht;

Raffael Schmidt

wobei sich der sozioökonomische Status als wichtigster Strukturfaktor erweist (vgl. Hurrelmann 2010: 25). Je nach ihrer Konstellation im Zusammenhang mit risikobehafteten Ereignissen und gesundheitlichen Ressourcen haben die strukturierenden Faktoren einen begünstigenden oder gefährdenden Einfluß auf den Gesundheitszustand.

3.3.4. Die Schlüsselrolle des Gesundheitsverhaltens

Der Mensch kann sein (Gesundheits-)Verhalten nicht frei gestalten, sondern ist „von … Möglichkeiten und Grenzen abhängig". Personale, soziale und Strukturfaktoren prägen sein Verhalten und können sich je nach Lebenssituation sowohl als Risiko als auch protektiv auf den individuellen Gesundheitszustand auswirken (vgl. Hurrelmann, 2010: 24, 25).

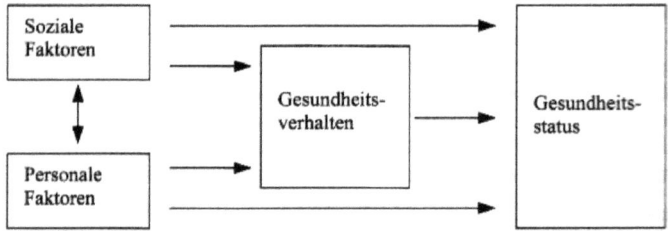

Abbildung 2: Die Schlüsselrolle des Gesundheitsverhaltens. – Quelle: Hurrelmann 2010: 24

4. Sozialisation und Gesundheit im Jugendalter

4.1. Abgrenzung zu Kindheit und Erwachsenenalter

Grundsätzlich ist die Zuordnung der Lebensphasen zum chronologischen Alter eines Menschen schwierig. Lebensphasen sind vorrangig gesellschaftlich und sozial definiert. Das Jugendalter hat sich im Zuge der gesellschaftlichen Entwicklung als eigenständige Lebensphase zwischen Kindheit und Erwachsenenalter ausdifferenziert. Die Abgrenzung der Lebensphase Jugend zur Kindheit und ganz besonders zum nachfolgenden Erwachsenenalter gestaltet sich schwierig, weil die Statuspassagen zwischen den Lebensphasen diffus und fließend verlaufen.

Raffael Schmidt

Abgrenzung zur Kindheit

Der Übergang von der Kindheit zur Jugend wird von umfassenden Veränderungen für den ganzen Menschen begleitet. Biologisch vollzieht sich eine gravierende physische und physiologische Weiterentwicklung des Organismus, insbesondere in Bezug auf das hormonelle System. Das Erreichen der ersten Geschlechtsreife und damit der Reproduktionsfähigkeit markiert den wesentlichen Meilenstein dieser Übergangsphase.

Der Beginn der Jugendphase wird begleitet von der allmählichen Auflösung des psychosozialen Beziehungs- und Rollengefüges der Kinderzeit mit dem Ziel, eine eigenständige Persönlichkeit zu entwickeln (vgl. Hurrelmann, 2010a: 26).

Am Ende der Kindheit ist der junge Heranwachsende in der Lage, altersgemäße Leistungen selbständig zu erbringen und seine sozialen Kontakte selbständig zu gestalten (vgl. Hurrelmann, 2010a: 37).

Abgrenzung zum Erwachsenenalter

Im Gegensatz zur Abgrenzung von der Kindheit, die zumindest in Abhängigkeit vom Eintreten eindeutiger biologischer und psychischer Entwicklungen definierbar ist, erfolgt die Grenzziehung zum Erwachsenenalter eher aufgrund sozialer Definition und ist damit immer auch charakteristisch für den jeweiligen gesellschaftlichen Entwicklungsstand (vgl. Schäfers & Scherr, 2005: 23).

Der Übergang in das Erwachsenenalter ist ein relativ langdauernder, fließender Prozess und ist in unserer gegenwärtigen Gesellschaft durch „mehrere Übergänge" markiert, „die zeitlich auseinander fallen: Ende der Pubertät; rechtliche Mündigkeit ...; Abschluss der schulischen und beruflichen Erstausbildung; Ablösung und ökonomische Unabhängigkeit von der Herkunftsfamilie; Gründung eines eigenen Haushalts" (Schäfers & Scherr, 2005: 23).

Raffael Schmidt

4.2. Entwicklungsaufgaben, Rollen und Sozialisationsinstanzen

In der Jugendphase vollzieht sich der Übergang vom „abhängigen Kind" zum „unabhängigen Erwachsenen" (Hurrelmann, 2010a: 36). Als entscheidende Schwelle gilt das Erreichen der Selbständigkeit in den wesentlichen Rollen des Erwachsenenalters:

- der „Berufsrolle",
- der „Partner- und Familienrolle",
- der „Konsumentenrolle",
- der „politischen Bürgerrolle" (Hurrelmann, 2010a: 36),

um die „volle Selbständigkeit als Gesellschaftsmitglied" zu erreichen (Hurrelmann, 2010a: 34).

Um diese gesellschaftlichen Rollen ausfüllen zu können, sind in der Jugendzeit charakteristische Entwicklungsaufgaben zu bewältigen:

- „Aufbau differenzierter intellektueller und sozialer Kompetenzen",
- „Aufbau einer eigenen Geschlechtsrolle und Partnerbindung",
- „Fähigkeit zur Nutzung von Geld- und Warenmarkt",
- „Entwicklung von Werteorientierung und politischer Teilhabe" (Hurrelmann, 2010a: 37).

Der Prozess des Statusüberganges von der Jugend zum Erwachsenenalter findet entsprechend den genannten Rollen in verschiedenen Lebensbereichen statt. Diese fungieren als Sozialisationsinstanzen. Hurrelmann benennt:

a) „Bildungs- und Qualifikationseinrichtungen,
b) Herkunftsfamilie, Verwandtschaft und Freundschaftsbeziehungen,
c) Gleichaltrigengruppen, Freizeit- und Konsumeinrichtungen und
d) Kulturelle und politische Gruppen, Verbände und Organisationen" (Hurrelmann, 2010a: 81).

Die o.g. Definition des familiären Lebensbereiches trägt gesellschaftlichen Realitäten wie der schwindenden Stabilität dauerhafter Lebenspartnerschaften, Patchwork-Familien und der verlängerten Jugendphase mit dem zeitlich relativ weiten Auseinanderfallen der Bewältigung der einzelnen Entwicklungsaufgaben nur bedingt Rechnung.

Raffael Schmidt

Schäfers und Scherr identifizieren als Sozialisationsinstanzen der Jugendphase:

- „die Familie, zumeist die Herkunftsfamilie; bei Heranwachsenden und jungen Erwachsenen auch die Eigenfamilie; nicht-eheliche Lebensgemeinschaften, Wohngemeinschaften;
- Die Schule (incl. Hochschulen und Universitäten);
- Die beruflichen Ausbildungsstätten;
- Die Gleichaltrigengruppen (*peer-groups*) und damit das breite Spektrum von Jugendgruppen in der Jugendkultur;
- Kirche und religiös gebundene Institutionen" (Schäfers & Scherr, 2005: 101).

Bemerkenswert ist hier weiterhin die Differenzierung zwischen schulischer und beruflicher Bildung. Während Schäfers und Scherr die Kirche als Sozialisationsinstanz benennen, taucht diese bei Hurrelmann nicht auf; umgekehrt tauchen bei Schäfers und Scherr politische Organisationen nicht als Sozialisationsinstanz auf. Tatsächlich belegt die Shell Jugendstudie 2010, dass nur ein sehr geringer Teil der Jugendlichen bereit ist, sich in politischen Organisationen zu engagieren, bzw. dies bereits getan hat (Albert et al., 2010: 147).

4.3. Sozialisationsinstanzen, Strukturfaktoren und die damit verbundenen gesundheitsbezogene Ressourcen

Während bestimmte Situationen im Sozialisationsprozess besonders risikobehaftet sind, können die personalen und sozialen Ressourcen, das Gesundheitsverhalten und die Strukturfaktoren je nach Vorhandensein bzw. nicht Vorhandensein, Ausprägung und Kontext entweder gesundheitliche Risiko- oder auch Schutzfaktoren darstellen.

Wesentliche Ressourcen im Sozialisationsprozess der Jugendlichen bestehen in ihrem sozialen Beziehungsgeflecht. Ihr sozioökonomischen Status, ihr Alter und Geschlecht haben als Strukturfaktoren ebenfalls eine wichtige Bedeutung.

Raffael Schmidt

4.3.1. Bildungs- und Qualifikationseinrichtungen

Die Entwicklung der erforderlichen intellektuellen und sozialen Kompetenzen ist eine wesentliche Voraussetzung zur Vorbereitung auf die im Erwachsenenalter zu übernehmende Berufsrolle (vgl. Hurrelmann, 2010a: 34, 37). Je nach Bildungsweg geschieht dies in den verschiedenen Schulformen, der beruflichen Ausbildung oder im Studium.

Leistungsstörungen treten relativ häufig im Jugendalter auf. Sie werden meist begleitet von psychischen und sozialen Auffälligkeiten, Ängsten, aber auch körperlichen Symptomen (vgl. Hurrelmann, 1988: 70,71).

Insbesondere dauerhaft mangelhafte Leistungen, die im Widerspruch zu einem hohen „Erwartungsdruck der Eltern" (Hurrelmann, 1988: 68) stehen, stellen eine typische Risikokonstellation dar. Aber nicht nur die Eltern, auch der eigene Anspruch erzeugt Leistungsdruck. Jugendliche erkennen deutlich, dass ihre persönliche Zukunft vom Erreichen des jeweiligen Schulabschlusses abhängt. Im Jahr 2010 beurteilten 60% der Jugendlichen, die sich sicher sind, ihren angestrebten Schulabschluss zu erreichen, ihre Zukunftschancen zuversichtlich. Demgegenüber sahen 63% der Jugendlichen, welche ihren gewünschten Schulabschluss als unsicher betrachten, ihre Zukunft mit gemischten Gefühlen oder gar düster (vgl. Albert et. al., 2010: 76).

Schulisches Versagen stellt eine „Identitätsbedrohung" dar. Gelingt es nicht, ihr durch erhöhte Anstrengungen zu begegnen, bleibt nur Resignation und das Ausweichen auf „Anerkennungsfelder jenseits der offiziellen Schulkultur, also auf sozial abweichendes Verhalten wie Aggressivität, Gewalt und Drogenkonsum" (Hurrelmann, 2010a: 97).

Ein weiterer Risikofaktor besteht in der Unsicherheit des Übergangs von der Ausbildung in die Erwerbstätigkeit, die mit der dauerhaft hohen Jugendarbeitslosigkeit einhergeht. Der Sinnzusammenhang zwischen Ausbildung und beruflicher Perspektive geht damit verloren (vgl. Hurrelmann, 1988: 64).

Raffael Schmidt

4.3.2. Herkunftsfamilie

Trotz der Lockerung der Bindung an die Eltern im Jugendalter, spielt das Sozialsystem der Familie eine wesentliche Rolle im Leben der Jugendlichen. 76% der Jugendlichen sind „der Meinung, dass sie eine Familie brauchen, um glücklich zu sein" (Albert et al, 2010: 57).

Im Jahr 2010 gaben 61% der Jugendlichen an, ihre Probleme mit Eltern oder anderen Erwachsenen zu diskutieren (Albert et al., 2010: 228). Das ist deutlich weniger, als im Vergleich mit Gleichaltrigen. Dennoch bleiben die Eltern offensichtlich trotz der sozialen und emotionalen Ablösungsprozesse neben den Freunden die wichtigsten Bezugspersonen.

Langfristige Spannungszustände mit den Eltern oder gar ein gestörtes familiäres Sozialklima schlagen sich in einer erhöhten Wahrscheinlichkeit für Verhaltensauffälligkeiten, „psychosomatische Beschwerden und Drogenkonsum" nieder, was Hurrelmann als Beleg für eine „schwierige und nicht bewältigte Ablösungsphase von der Herkunftsfamilie" deutet (vgl. Hurrelmann, 1988: 68).

Die Shell Jugendstudie 2010 belegt den deutlichen Einfluss einer niedrigen sozialen Schichtzugehörigkeit und damit eines niedrigen sozioökonomischen Status auf das innerfamiliäre Sozialklima. Während Jugendliche aus der unteren Mittelschicht, der Mittelschicht, der oberen Mittelschicht und der Oberschicht relativ homogen zu 33% bis 39% angeben, „bestens mit den Eltern aus[zu]kommen", tun dies bei Angehörigen der Unterschicht nur 14% (Albert et al., 2010: 69).

Folgerichtig stellen familienstrukturelle Merkmale eine erhebliche Belastung für Jugendliche dar, die in Familien der unteren sozialen Schichten aufgrund der schlechteren sozialen Beziehungsstruktur deutlich schwerer zu bewältigen ist, als in anderen Familien. Genannt seien hier typische Merkmale wie „unvollständige Familie, emotional angespannte Ehepartnerbeziehung, inkonsistenter elterlicher Erziehungsstil und mangelnde emotionale Zuwendung [der Eltern] gegenüber [ihren] Kindern" (Hurrelmann, 1988: 72).

Raffael Schmidt

4.3.3. Freunde, Gleichaltrigengruppen

Die subjektiv für sie wichtigsten sozialen Beziehungen unterhalten Jugendliche zu ihren Freunden. In der Shell-Jugendstudie 2010 gaben 79% aller Jugendlichen an, bei Schwierigkeiten und größeren Problemen „immer" oder „öfter" die Unterstützung eines Freundes zu suchen, während nur 61% dies mit ihren Eltern in ähnlicher Häufigkeit tun.

In der Ablösungsphase vom Elternhaus spielen Gleichaltrigengruppen, die sog. Peer-Groups, eine wesentliche sozialisatorische Rolle. Innerhalb dieser Gruppen finden und erlernen die Jugendlichen jene vollwertigen Teilnahmechancen am sozialen Leben, die ihnen in ihrer übrigen Lebensumwelt (noch) verwehrt werden (vgl. Hurrelmann, 1988: 66).

Die Jugendlichen erlernen und „trainieren [in Peer-Groups] horizontale, gleichberechtigte Beziehungen". Sie erwerben dort eine hohe „soziale Virtuosität und psychische Flexibilität" (Hurrelmann, 2010a: 134) und haben die Möglichkeit zur „Auseinandersetzung mit ähnlichen Erfahrungen und altersgruppentypischen Problemlagen in Schule, Ausbildung, Familie und Freizeit" (Schäfers & Scherr, 2005: 118).

Besteht eine Dominanz der sozialen Bindung an die Gleichaltrigengruppe gegenüber den sozialen Beziehungen mit den eigenen Eltern, kann sich dies negativ auswirken, weil Jugendlichen in essentiellen Problemlagen auf die Unterstützung jener verzichten bzw. verzichten müssen, die diese Probleme im Laufe ihrer Entwicklung erfolgreich gemeistert haben.

Gelingt die Integration in eine Gleichaltrigengruppe nicht angemessen, sind Verunsicherungen im Selbstwertgefühl und im Sozialverhalten die Folge. Dies kann sich in Verhaltensauffälligkeiten, psychosomatischen Beschwerden und Drogenkonsum niederschlagen (vgl. Hurrelmann, 1988: 68, 69).

Auf der anderen Seite kann gerade riskantes Gesundheitsverhalten wie Konsum von Nikotin, Alkohol und anderen Drogen oder sozial auffälliges Verhalten bis hin zur Kriminalität ein Mittel darstellen, um Zugang zu einer Peer-Group zu ermöglichen, Identifikation (vgl. Hurrelmann, 1988: 69) und den Übergang ins Erwachsenenalter zu demonstrieren (vgl. Schäfers & Scherr, 2005: 171).

Raffael Schmidt

Peer-Groups füllen den Raum, den die Schule aufgrund des oben angeschnittenen Verlustes des Sinnzusammenhanges zwischen Ausbildung und beruflicher Perspektive als Sozialisationsinstanz verliert. Der hierarchisch strukturierten Organisation des schulischen Lernens steht die horizontal strukturierte und Vollwertigkeit und Gleichberechtigung vermittelnde Struktur der Peer-Group gegenüber. Auch elterliche Erziehungskonzepte richten sich zunehmend an einem partnerschaftlichen Leitbild aus. Den Jugendlichen geht damit eine Chance verloren, sich positive Verhaltensmodelle in einer hierarchisch strukturierten Umwelt anzueignen. Unabhängig von gesellschaftlichen und sozialen Idealvorstellungen, die naturgemäß einem zeitlichen Wandel unterliegen, ist die Gesellschaft, aber insbesondere auch das berufliche Umfeld mehr oder weniger hierarchisch strukturiert. Die Fähigkeit zur positiven Integration in hierarchisch strukturierte Umwelten stellt eine wesentliche Bewältigungskompetenz dar, über die viele junge Erwachsene nur unzureichend verfügen (vgl. Hurrelmann, 1988: 67; Hurrelmann, 2010a: 133, 134).

5. Anwendung des Sozialisationskonzeptes auf die Situation des Berufsstarts von Gesundheits- und Krankenpflegern im Kontext des Krankenhauses

Die Statuspassage zum Erwachsenen gilt als vollzogen, wenn alle mit ihr verbundenen Entwicklungsaufgaben bewältigt sind und somit die zentralen „Erwachsenenrollen" übernommen werden können. Mit der Übernahme der „Berufsrolle" wird ein wesentlicher Schritt von der Jugend ins Erwachsenenalter getan (vgl. Hurrelmann, 2010a: 34). Im Prozess der beginnenden beruflichens Sozialisation, des Berufsstarts, hat der Berufsanfänger die Entwicklungsaifgaben der Jugendzeit in der Regel noch nicht vollständig bewältigt. Deshalb wird in dieser Arbeit im Kontext des Berufsstarts der junge Mensch noch als Jugendlicher betrachtet. Er ist in seiner Persönlichkeit maßgeblich geprägt durch die sozialisatorischen Prozesse der Jugend.

Raffael Schmidt

5.1. Gesundheitliche Risiken der misslingenden Übernahme der Berufsrolle

Voraussetzung für das Gelingen der Rollenübernahme ist die gelungene Bewältigung zentraler Entwicklungsaufgaben, insbesondere dem „Aufbau differenzierter intellektueller und sozialer Kompetenzen" (Hurrelmann, 2010a: 37). Gelingt die Bewältigung nicht, ist die erfolgreiche Übernahme der „Berufsrolle" zumindest in Frage gestellt; es ist es nicht sicher, ob der Jugendliche seinen Traumberuf erlernen kann, nach der Ausbildung einen Arbeitsplatz findet oder den Belastungen des Berufes dauerhaft gewachsen ist. Störungen der physischen, psychischen und sozialen Gesundheit können die Folge sein.

Unter Berücksichtigung der Tatsache, dass viele körperliche, psychosomatische und psychische Störungen und Erkrankungen sich über einen mittelfristigen bis langen Zeitraum quasi „im Verborgenen" entwickeln, ehe sie sich manifest bemerkbar machen. Die Ursachen für ein späteres Burnout Syndrom, nervöse Störungen wie Schlafstörungen oder auch Angstzustände, aber auch körperliche Verschleißerscheinungen, besonders im Bereich des Bewegungs- und Stützapparates können bereits zu Beginn der beruflichen Laufbahn angelegt werden (vgl. Burisch, 2010: 19).

5.2. Gesundheitsbezogene Ressourcen, Risikokonstellationen und Schutzfaktoren

Die Übernahme der Berufsrolle markiert einen wesentlichen Meilenstein in der Statuspassage vom Jugendlichen zum Erwachsenen. Mit dem Berufseinstieg steht der junge Mensch vor der Aufgabe, viele Belastungen und Anforderungen gleichzeitig und in einem komplexen Kontext bewältigen zu müssen. Das Risiko eines nicht Gelingens ist dadurch besonders hoch (vgl. Hurrelmann 1988: 70).

Der Start in das Berufsleben stellt hohe Anforderungen an die kognitiven und sozialen Kompetenzen eines jungen Pflegenden. Er muss eigenständig Handlungsziele definieren, das eigene Handeln zielgerichtet und proaktiv planen, mögliche Konsequenzen „vorhersehen", diese sowohl aus der eigenen, aus der Patientenperspektive, aber auch der Perspektive der Institution bewerten und die erfolgversprechendste Handlungsvariante auswählen. Dies stellt einen hoch komplexen Prozess dar, der in seinen Anforderungen weit über das in der

Raffael Schmidt

beruflichen Ausbildung einübbare Maß hinausgeht und deshalb dem Jugendlichen bzw. jungen Erwachsenen eine große Entwicklungsleistung abfordert.

Der Berufsanfänger muss dafür das in der Ausbildung erworbene Wissen und seine praktischen Kompetenzen gezielt und eigenverantwortlich in Anwendung bringen. Im Berufsfeld der Pflege übernimmt er von Anfang an eine hohe persönliche Verantwortung für die Gesundheit und das Leben der ihm anvertrauten Patienten. Er beendet damit auch im beruflichen Lebensumfeld den für die Jugend typischen Moratoriumszustand, die teilweise Freistellung von rechtlichen und anderen sozialen Sanktionen für Fehlverhalten (vgl. Schäfers & Scherr, 2005: 64).

5.2.1. Unternehmenskultur

Die Unternehmenskultur als System gemeinsam geteilter Normen, Werte und Einstellungen ist wesentlich mitverantwortlich für ein gesundheitsförderndes Unternehmensklima. Sie entwickelt sich in der sozialen Interaktion aller Mitarbeiter. Insofern kann sie nicht Top-Down verordnet, wohl aber in kommunikativer Interaktion weiterentwickelt werden. Neue Mitarbeiter verinnerlichen die Unternehmenskultur durch die Prozesse der beruflichen Sozialisation.

Ist ein wertschätzender Umgang, partnerschaftliche und problemorientierte interdisziplinäre Kooperation und ein partizipativer Führungsstil kulturell im Unternehmen verankert, kann dies gesundheitlich protektiv wirksam werden.

Ist dagegen die Unternehmenskultur durch Misstrauen, steile Hierarchie und einen autoritären Führungsstil geprägt, bestehen eher Risiken für die psychische und soziale Gesundheit der Mitarbeiter.

5.2.2. Hierarchische Struktur des Krankenhauses

Mit Eintritt in die soziale Organisation des Krankenhauses erwirbt der junge Pflegende die Mitgliedschaft in einem immer noch stark hierarchisch strukturierten sozialen System. Es ist von institutionellen, aber auch ganz wesentlich von informellen Hierarchien geprägt.

Dagegen ist die Sozialisation der Jugendzeit eher von horizontalen, partnerschaftlichen Sozialbeziehungen geprägt. Die Schule als klassisch hierarchisch strukturierte Sozialisationsinstanz verliert aufgrund des bereits beschriebenen Schwindens des Sinnzusammenhanges zwischen Schulbildung und Zukunftschancen an Bedeutung und wird häufig negativ besetzt. Die elterliche Erziehung orientiert sich zunehmend an einer partnerschaftlichen Idealvorstellung. Dem Jugendlichen entgeht dadurch die Möglichkeit, in einer hierarchischen Umwelt kompetente Handlungs- und Bewältigungsstrategien zu entwickeln und positive Sinn- und Selbstwirksamkeitserfahrungen zu machen (vgl. Hurrelmann, 1988: 67; Hurrelmann, 2010a: 133, 134). Gleichzeitig haben die heutigen Jugendlichen aufgrund eben dieser sozialisatorischen Gegebenheiten eine ausgeprägt individualistische Ich-Identität entwickelt und legen Wert auf ein anerkennendes, wertschätzendes Miteinander. In ihren Strategien zur Lösung und Bewältigung von Problemen sind vor allem die Freunde und die Eltern eingebunden, spielen also eher die horizontalen partnerschaftlichen Sozialbeziehungen, die tragende Rolle.

Trotz formeller professioneller Eigenständigkeit wird die hierarchische Position der Berufsgruppe Pflege in vielen Institutionen zumindest informell als niedrig klassifiziert. Durch die mangelnde Anerkennung der Leistungen der Berufsgruppe wird dem Pflegenden mangelnde Wertschätzung zuteil und stellt eine Belastung für ein kohärentes Erleben der eigenen Identität dar.

5.2.3. Teamintegration

Auch der Prozess der Integration in das pflegerische Team und die Arbeitsabläufe der Abteilung können mit gesundheitsbezogenen Risiken behaftet sein. Als Risikofaktoren werden insbesondere sozialer Stress durch ein schlechtes Gruppenklima, ein unangemessener Führungsstil und mangelnde Wertschätzung seitens des Vorgesetzten, Über- oder Unterforderung oder auch die „Zeitstruktur der Arbeit" beschrieben (vgl. Hurrelmann, 2010: 189).

Das Führungsverhalten der Vorgesetzten prägt je nach Hierarchieebene das soziale Klima im Unternehmen, der Abteilung oder dem Team. Ein mitarbeiterorientiertes, partnerschaftliches Führungsverhalten entspricht jenen sozialisatorischen Mustern, die die Entwicklung der Jugendlichen bisher prägten, die positiv belegt sind und von ihnen erwartet werden. Für das Anliegen einer gelingenden beruflichen Sozialisation sollte dies berücksichtigt werden.

Raffael Schmidt

Dennoch ist der berufliche Alltag durchaus hierarchisch geprägt. Eine mitarbeiterorientierte Führungskraft wird bemüht sein, den jungen Mitarbeiter in positiver Weise in diese Hierarchie zu integrieren und ihn bei der Entwicklung von Handlungskompetenz in diesem Kontext zu unterstützen. Ein vertrauensvolles Klima zwischen Vorgesetztem und Mitarbeitern spielt eine wesentliche Rolle. Die Führungskraft muss für ihre Mitarbeiter ansprechbar und berechenbar sein. Partizipative Erarbeitung von Leistungszielen, aber auch das Berücksichtigen und Gewähren notwendiger Unterstützung gehören zu wesentlichen Merkmalen gesundheitsfördernden Führungsverhaltens.

Kann dem neuen Mitarbeiter vermittelt werden, dass er willkommen ist, „dringend gebraucht wird", dass seine Arbeit „wertvoll und wichtig" ist, wird ihm Wertschätzung zuteil, findet er Anerkennung für eingebrachtes Engagement im Team und beim Vorgesetzten, so wird ihn das in der Bewältigung seiner Aufgaben stärken (Hurrelmann, 2010: 189).

Dagegen wird autoritäre Führung in streng hierarchischen Strukturen das Wohlbefinden auf Dauer eher beeinträchtigen.

5.2.4. Professionelle Pflegebeziehung

Die Pflegefachkraft verantwortet die Durchführung des Pflegeprozesses einschließlich Zielsetzung, Planung und Durchführung der Pflegemaßnahmen. Darüber hinaus ist sie Mitglied im interdisziplinären therapeutischen Team und übernimmt Aufgaben in ärztlicher Delegation und Assistenz (vgl. §3, Abs. 2 KrpflG). Die professionelle Pflegebeziehung verfügt damit über ein erhebliches Spannungs- und Konfliktpotential. Eine als nicht ausreichend bewertete Compliance des Patienten, nicht konsensuale oder nicht realistische Zielsetzungen im Pflegeprozess, schlechte Rahmenbedingungen, Rollenkonflikte, Konflikte zwischen Berufsgruppen, aber auch zwischen Führungspersonen und Mitarbeitern treten häufig gleichzeitig auf und sind oft nicht vollständig auflösbar. Hier ist der Pflegende in seiner gesamten Handlungskapazität gefordert, um all diese Belastungen zu bewältigen, bzw. Spannungszustände aushalten zu können, ohne gesundheitlichen Schaden davonzutragen oder Zuflucht in gesundheitsschädigenden Verhaltensweisen wie dem missbräuchlichen Genuss von Nikotin, Alkohol oder anderen psychoaktiven Drogen zu suchen.

Raffael Schmidt

5.2.5. Einarbeitung

Im Rahmen des Einarbeitungsprozesses lernt der junge Pflegende, seine in der Ausbildung erworbenen Kompetenzen im pflegerisch-fachlichen Kontext seines Aufgabenfeldes anzuwenden. Dies tut er unter kontrollierten Bedingungen. Im Idealfall wird er unter Anleitung eines erfahrenen Mentors schrittweise an die gewünschte autonome und eigenverantwortliche Handlungsfähigkeit herangeführt.

Der Erfolg einer guten Einarbeitung liegt nicht allein darin begründet, dass der Berufsanfänger von dem Fach- und Erfahrungswissen seines Mentors profitieren kann. In der Regel entwickelt sich zwischen beiden eine besondere, enge, partnerschaftliche soziale Beziehung, die häufig zeitlich weit über die Einarbeitungsfrist hinausreicht. Über die Person des Mentors kann sich der Einzuarbeitende leichter im sozialen Netzwerk des Teams verankern und erhält dadurch die notwendige soziale Unterstützung zur Bewältigung der oben angeschnitten zahlreichen Konflikte.

6.   Ausblick und Grenzen

Die Sozialisationstheorie Hurrelmanns kann der Gestaltung gesundheitsförderlicher Arbeitsbedingungen eine weitere interessante Perspektive hinzufügen. Sie eröffnet einen ganzheitlichen, dynamischen Blick auf die Bedeutung der individuellen Sozialisation, von Faktoren wie Unternehmenskultur, Führungskultur und –stil, aber auch individueller sozialer Beziehungen im Team auf die Entstehung und Förderung von Gesundheit im beruflichen Umfeld.

Konsequent auf die berufliche Sozialisation angewendet, verknüpft sich mit diesem Ansatz aber auch der Anspruch an ein individualisiertes Führungsverhalten der Vorgesetzten innerhalb der Teams. Denn schon allein die Identifizierung von Risiko- und Schutzfaktoren im sozialen Umfeld der beruflichen Praxis bereitet Schwierigkeiten. Innerhalb der Teams existiert in der Regel eine sehr heterogene Sozial- und Altersstruktur. Die verschiedenen Mitarbeiter verfügen über unterschiedlichste sozialisatorische Biografien. Faktoren, die für die einen gesundheitlich protektiv wirksam werden, können für andere das Gegenteil bewirken.

Raffael Schmidt

Vorgesetzte müssen ihr Führungsverhalten nicht nur zwischen Mitarbeitern verschiedener Altersgruppen, sondern auch unterschiedlicher sozialer Schichtzugehörigkeit, teilweise auch unterschiedlichen Geschlechts individuell modulieren. Dieser Anspruch kann auch eine erfahrene Führungsperson leicht überfordern. Denn auch sie verfügt aufgrund ihrer eigenen Sozialistation nur über eine, im Idealfall hohe, aber dennoch begrenzte Handlungskapazität.

Sozialisation beinhaltet nicht nur die Übernahme von Normen und Werten durch den Sozialisanden, sondern auch die Möglichkeit, diese Normen und Werte in Frage zu stellen. Das schafft im Sozialisationsprozess weitere Spannungen, die in dem institutionellen Umfeld eines Krankenhauses derzeit schwer aufzulösen sind.

Dennoch besteht in der modernen Gesellschaft ein Trend zu immer stärkerer Individualisierung, der auch vor Institutionen der Berufsausübung nicht haltmachen wird. Die Perspektive auf die individuelle Biografie und damit die individuelle Sozialisation der Mitarbeiter kann beitragen, diesen Prozess erfolgreich und gesundheitsförderlich zu gestalten.

Raffael Schmidt

Literaturverzeichnis

Albert, M. et al. (2010): Jugend 2010. 16. Shell Jugendstudie. Originalausgabe, Frankfurt am Main: S. Fischer Verlag GmbH.

Antonovsky, A. (1997). Salutogenese. Zur Entmystifizierung der Gesundheit. Tübingen: DGVT.

Burisch, M. (2010). Das Burnout-Syndrom. 4. Aktualisierte Ausgabe, Berlin, Heidelberg, New York: Springer.

Hurrelmann, K. (1988). Sozialisation und Gesundheit. Somatische, psychische und soziale Risikofaktoren im Lebenslauf. Weinheim und München: Juventa.

Hurrelmann, K. (2006). Einführung in die Sozialisationstheorie. 9. Unveränderte Auflage, Weinheim und Basel: Beltz.

Hurrelmann, K. (2010). Gesundheitssoziologie. Eine Einführung in sozialwissenschaftliche Theorien von Krankheitsprävention und Gesundheitsförderung. 7. Auflage, Weinheim und München: Juventa.

Hurrelmann, K. (2010a). Lebensphase Jugend. Eine Einführung in die sozialwissenschaftliche Jugendforschung. 10. Auflage, Weinheim und München: Juventa.

Schäfers, B., & Scherr, A. (2005). Jugendsoziologie. Einführung in Grundlagen und Theorien. 8., umfassend aktualisierte und überarbeitete Auflage, Wiesbaden: VS Verlag für Sozialwissenschaften.

Ulich, D. (1987). Krise und Entwicklung. München: Psychologie Verlagsunion.

Gesetze

KrPflG, Gesetz über die Berufe in der Krankenpflege vom 16. Juli 2003 i. d. F. v. 6. Dezember 2011. Online im Internet: „URL: http://www.gesetze-im-internet.de/krpflg_2004".

BEI GRIN MACHT SICH IHR WISSEN BEZAHLT

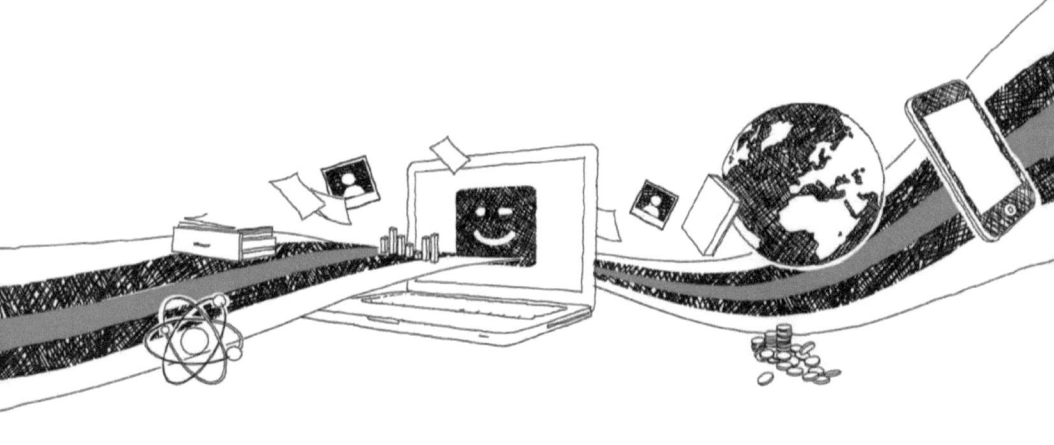

- Wir veröffentlichen Ihre Hausarbeit,
  Bachelor- und Masterarbeit

- Ihr eigenes eBook und Buch -
  weltweit in allen wichtigen Shops

- Verdienen Sie an jedem Verkauf

Jetzt bei www.GRIN.com hochladen und kostenlos publizieren

GRIN